AF312412

ÉTUDE

SUR

LA PROPHYLAXIE DE LA VARIOLE

PAR LE

Docteur GEMY

CHIRURGIEN A L'HÔPITAL CIVIL D'ALGER

ALGER

ADOLPHE JOURDAN, LIBRAIRE-ÉDITEUR

IMPRIMEUR-LIBRAIRE DE L'ÉCOLE DE MÉDECINE

1879

ÉTUDE

SUR

LA PROPHYLAXIE DE LA VARIOLE

ÉTUDE

SUR

LA PROPHYLAXIE DE LA VARIOLE

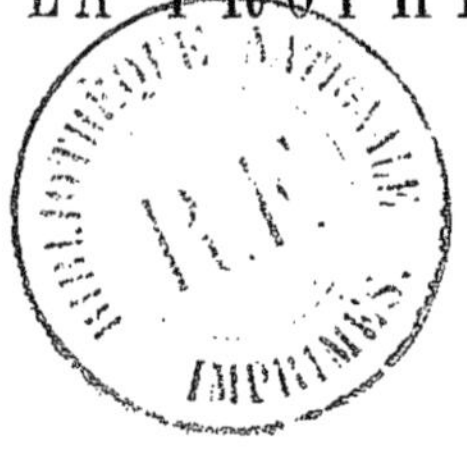

PAR LE

Docteur GEMY

CHIRURGIEN A L'HÔPITAL CIVIL D'ALGER

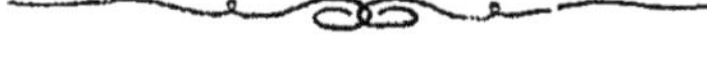

ALGER

ADOLPHE JOURDAN, LIBRAIRE-ÉDITEUR

IMPRIMEUR-LIBRAIRE DE L'ÉCOLE DE MÉDECINE

1879

Chaque fois qu'une épidémie de variole frappe sérieusement une ville importante, les autorités s'émeuvent, demandent aux sociétés médicales et aux hygiénistes autorisés quelles sont les mesures à prendre pour en arrêter la propagation. Mais à peine l'épidémie est-elle éteinte que les mesures proposées demeurent à l'état de lettre morte, comme si le danger ne devait plus se produire.

Dans un article remarquable, qui a paru dans l'*Alger médical* du 1er juillet 1879, et que la presse politique a eu le bon esprit de reproduire, le docteur Texier énumère les principales mesures préventives qui constituent la prophylaxie de la variole et qui s'imposent avec énergie à l'attention des autorités algériennes. On sait, en effet, que la variole est permanente dans les tribus arabes et qu'elle est, par conséquent, une menace perpétuelle pour la population européenne.

Je ne traiterai, dans ce travail, que la question des vaccinations et des revaccinations, parce que je crois pouvoir démontrer, d'une manière irréfutable, leur incontestable valeur.

Depuis la découverte de la vaccine, rien n'a été fait pour en *imposer* l'inoculation ; car, laisser à la bonne volonté de chacun le soin de se faire vacciner ou de faire vacciner ses enfants, c'est compter sans les nombreux préjugés qui règnent, au sujet de cette opération, au sein des nationalités diverses qui constituent la population algérienne.

Les vaccinations et les revaccinations peuvent, en effet, non-seulement arrêter une épidémie de variole, mais en prévenir l'éclosion.

Comment se fait-il donc que, même aujourd'hui, cette question si grave rencontre les pouvoirs publics à peu près indifférents ?

A ceci, peut-être, que l'efficacité des vaccinations et des revaccinations ne rencontre dans l'opinion publique qu'une incrédulité absolue.

Quel est le praticien qui n'a pas entendu, lors de l'épidémie de 1877-1878, des personnes intelligentes, occupant même des situations élevées, déclarer que c'était les revaccinations, que l'on pratiquait, à ce moment, en assez grand nombre, qui avaient imprimé à cette épidémie toute sa gravité.

Or, une mesure législative comme celle qui consiste à imposer l'inoculation de la vaccine à tous les citoyens, ne peut se prendre que si elle est acceptée par la très-grande majorité d'entre eux.

C'est donc à éclairer l'opinion publique que doivent travailler tous les médecins qui peuvent apporter des faits indéniables témoignant en faveur de l'efficacité des vaccinations et des revaccinations.

C'est à ce titre que je publie le présent travail.

Je vais, avec des chiffres pris dans un milieu spécial, celui des écoles et des asiles de la commune d'Alger, raconter l'influence heureuse des vaccinations et des revaccinations sur la variole régnant épidémiquement à Alger, en 1877-1878.

Les éléments de ce travail sont puisés dans les rapports qu'en ma qualité de Médecin-Inspecteur des écoles j'ai adressés, sur cette question, aux diverses municipalités qui se sont succédé à l'Hôtel-de-Ville.

Il est divisé en deux parties:

Dans la première, j'établis le chiffre des enfants non vaccinés rencontrés dans les établissements scolaires, par écoles, par nationalités, par sexe.

Dans la deuxième, je donne le nombre des enfants frappés par l'épidémie de 1877-1878, en ayant soin de suivre la même marche que dans la première, afin de permettre une facile comparaison entre ces deux situations.

Cette seconde partie contient également, et c'est là le point le plus important, l'histoire de l'épidémie variolique dans un quartier, arrêtée absolument au début par la revaccination générale de tous les enfants de ce quartier.

ÉTUDE

SUR

LA PROPHYLAXIE DE LA VARIOLE

PREMIÈRE PARTIE

Les règlements universitaires imposent aux directeurs et aux directrices des écoles et des asiles, entre autres obligations, celle d'exiger des parents le certificat de vaccine de l'enfant avant de le recevoir dans leur établissement.

En 1874, je fus fort surpris d'apprendre que cette disposition du règlement n'était suivie nulle part, l'asile de la rue de Bône excepté.

Dans une lettre que j'écrivis au Maire, le 10 avril 1874, et dans laquelle je signalais cette situation déplorable, je lui demandais l'autorisation d'examiner les bras de tous les enfants, le priant d'exiger la revaccination de tous ceux qui ne présenteraient que des cicatrices vaccinales douteuses et la vaccination de tous les enfants n'en présentant pas du tout.

J'ai consigné dans les tableaux suivants le résultat de mon examen :

Tableau n° 1.

Enfants non vaccinés en avril 1874

ÉCOLES DE GARÇONS

	INSCRITS	PRÉSENTS	NON VACCINÉS
Rue Tourville	150	138	4
Impasse Philippe	295	245	3
Rue de l'Intendance	313	284	15
— Socgemah	120	106	7
— de Bône	117	98	2
— Boutin	200	174	21
Cité Bugeaud	144	130	7
Place de la Synagogue	271	237	12
Rue de la Poudrière	143	114	2
— Mogador	154	131	1
— Bleue	194	147	23
Rue {Arabes	59	46	29
Porte-Neuve.{Français	15		
Total	2.175	1.850	126

ASILES

	INSCRITS	PRÉSENTS	NON VACCINÉS
Rue du Palmier	132	94	6
Salpétrière	293	221	11
Rue d'Isly	200	144	2
— de Bône	135	91	8
Asile Cohen Solal	154	54	18
Cité Bugeaud	88	76	8
Rue du Divan	431	340	18
— Charles-Quint (congréganiste)	250	176	2
Casba	88	76	2
Rue Charles-Quint (laïque) (1)	276	132	8
Rue Charles-Quint (laïque) (2)	241	209	6
Total	2.288	1.613	89

ÉCOLES DE FILLES

	INSCRITS	PRÉSENTS	NON VACCINÉS
Rue du Palmier	63	50	5
— Navarin	269	246	5
Salpétrière	170	141	12
Rue d'Isly	118	106	4
— de Bône	129	107	2
Cité Bugeaud	45	38	1
Rue du Divan	461	423	17
— Charles-Quint	242	203	13
— des Trois-Couleurs	144	108	6
Place Randon	133	96	14
Casba	80	65	»
Total	1.854	1.583	79

RÉCAPITULATION

		INSCRITS	PRÉSENTS	NON VACCINÉS
ÉCOLES	Garçons	2.175	1.850	126
	Filles	1.854	1.583	79
	Asiles	2.288	1.613	89
TOTAUX		6.317	5.046	294

Soit 5,8 % de non vaccinés ;
Près de 20 % d'absences.

(1) Désigné dans le tableau n° 7 sous le nom d'asile de la rue Bocchus.
(2) Désigné dans ce même tableau sous le nom d'asile de la rue du Palmier.

Tableau nº 2.

Enfants non vaccinés, par nationalités

ÉCOLES DE FILLES	FRANÇAIS	ESPAGNOLS	ITALIENS	MALTAIS	ARABES	ISRAÉLITES	ÉTRANGERS	TOTAUX
Rue du Palmier	4	»	»	»	»	1	»	5
— Navarin	1	»	»	»	»	4	»	5
Salpétrière	»	12	»	»	»	»	»	12
Rue d'Isly	2	2	»	»	»	»	»	4
— de Bône	»	»	»	»	»	2	»	2
Cité Bugeaud	»	»	»	»	»	1	»	1
Rue du Divan	3	9	3	2	»	»	»	17
— Charles-Quint	6	4	2	»	1	»	»	13
— des Trois-Couleurs	1	»	»	»	»	5	»	6
Place Randon	»	»	»	»	»	14	»	14
Casba	»	»	»	»	»	»	»	»
TOTAUX	17	27	5	2	1	27	»	79

ÉCOLES DE GARÇONS	FRANÇAIS	ESPAGNOLS	ITALIENS	MALTAIS	ARABES	ISRAÉLITES	ÉTRANGERS	TOTAUX
Rue Tourville	1	1	1	1	»	»	»	4
Impasse Philippe	»	3	»	»	»	»	»	3
Rue de l'Intendance	2	7	5	»	»	»	1	15
— Socgemah	6	»	»	1	»	»	»	7
— de Bône	2	»	»	»	»	»	»	2
— Boutin	»	»	»	»	»	21	»	21
Cité Bugeaud	2	2	»	»	»	3	»	7
Place Randon	6	3	»	»	»	3	»	12
Rue de la Poudrière	1	1	»	»	»	»	»	2
— Mogador	»	1	»	»	»	»	»	1
— Bleue	»	»	»	»	»	23	»	23
École arabe-française	»	»	»	»	29	»	»	29
TOTAUX	20	18	6	2	29	50	1	126

Enfants non vaccinés, par nationalités et par sexes (1874)

ASILES	GARÇONS								FILLES							
	FRANÇAIS	ESPAGNOLS	ITALIENS	MALTAIS	ARABES	ISRAÉLITES	ÉTRANGERS	TOTAUX	FRANÇAIS	ESPAGNOLS	ITALIENS	MALTAIS	ARABES	ISRAÉLITES	ÉTRANGERS	TOTAUX
Rue du Palmier	1	1	»	2	»	»	»	4	»	2	»	»	»	»	»	2
Salpétrière	»	2	»	»	»	»	»	2	»	9	»	»	»	»	»	9
Rue d'Isly	1	»	»	»	»	»	»	1	»	1	»	»	»	»	»	1
— de Bône	3	1	»	»	»	»	»	4	1	»	»	»	»	2	1	4
Cohen Solal	»	»	»	»	»	4	»	4	»	»	»	»	»	14	»	14
Cité Bugeaud	»	2	1	»	»	»	»	3	2	2	1	»	»	»	»	5
Rue du Divan	1	2	1	1	»	»	1	6	»	8	3	1	»	»	»	12
— Charles-Quint (Sœurs)	»	»	»	»	»	»	»	»	»	1	»	»	»	»	1	2
Casba	»	»	»	»	»	»	»	»	»	2	»	»	»	»	»	2
Rue Charles-Quint (laïque) Baenziger	1	1	»	»	»	»	1	3	»	3	»	»	»	2	»	5
Id. id. id. Richeux	3	»	»	»	2	»	»	5	»	»	1	»	»	»	»	1
TOTAUX	10	9	2	3	2	4	2	32	3	28	5	1	»	18	2	57

En interprétant tous ces chiffres, on constate, d'abord, qu'il y a un grand nombre d'absences, 20 0/0, alors qu'habituellement cette proportion n'est que de 12 à 14 0/0 ; ensuite, que les enfants présents fournissent la proportion énorme de 6 0/0 de non vaccinés.

Ces nombreuses absences s'expliquent par la terreur qui s'empara de la plupart des enfants à l'annonce de l'inspection qu'ils allaient subir et dont ils ne se rendaient pas compte. Pendant quelques jours, les écoles furent presque désertes, et il me fallut attendre près d'un mois avant de commencer mon examen dans les conditions indiquées plus haut.

Il n'y a donc rien d'exagéré à supposer que la plupart des enfants qui ont persisté à fuir l'école n'étaient pas vaccinés.

En tenant compte de cette circonstance, on peut, je crois, porter à 10 0/0 le nombre des enfants non vaccinés parmi la petite population qui fréquentait, en mai 1874, les écoles et les asiles de la commune d'Alger.

Il est un deuxième fait qu'indique ce relevé et sur lequel je dois appeler l'attention, c'est que dans certaines écoles le chiffre des non vaccinés est considérable.

Ainsi les écoles qui ne comptent que 2, 3 et 4 0/0 d'enfants non vaccinés sont fréquentées presque exclusivement par des Français.

Celles qui atteignent le chiffre de 15 0/0 et au-dessus, sont les écoles Arabe et Israélites : rue Boutin, rue Bleue, rue Porte-Neuve (garçons), place Randon (filles).

L'école de filles, de la rue des Trois-Couleurs, transportée l'année suivante rue du Regard (nom sous lequel elle figure dans les tableaux de la deuxième partie), est aussi peuplée presque exclusivement d'Israélites.

L'école de garçons de la rue Socgemah (aujourd'hui impasse de la Révolution), est fréquentée presque par parties égales par des Français, des Espagnols et des Israélites. Aussi le chiffre des non vaccinés est-il de près de 7 0/0.

L'école de garçons de la rue de l'Intendance, qui a plus de 5 0/0 de non vaccinés, compte un assez grand nombre d'Espagnols et d'Italiens parmi ses élèves.

L'école de filles de la rue Charles-Quint, qui a plus de 6 0/0 de non vaccinées, reçoit aussi un grand nombre de jeunes Espagnoles.

Il en est de même de l'école de filles de la Salpétrière et de l'école de garçons de la cité Bugeaud.

Du reste, pour rendre plus frappante la relation qui existe entre l'état des écoles en 1874 au point de vue de la vaccination et l'épidémie de variole de 1877-1878, je donne ci-après un résumé général indiquant la nationalité et le sexe des enfants non vaccinés, résumé que l'on pourra comparer à celui qui a été dressé sur le même modèle pour l'épidémie variolique.

Tableau n° 4.

Enfants non vaccinés, par nationalités et par sexes (1874)

RÉCAPITULATION GÉNÉRALE

	FRANÇAIS	ESPAGNOLS	ITALIENS	MALTAIS	ISRAÉLITES	ARABES	SUISSES
Garçons	30	27	8	5	54	31	3
Filles	20	55	10	3	45	1	2

Telle était donc la situation en 1874 ; et dans le rapport que j'adressais au Maire à ce sujet, je demandais :

1° Que le certificat de vaccine fût exigé de tous les enfants ;

2° Que tous les enfants signalés comme non vaccinés ou portant des cicatrices vaccinales douteuses fussent soumis à la revaccination ;

3° Que les écoles fussent interdites aux enfants qui ne rempliraient pas l'une de ces deux conditions.

Dans tous mes rapports, j'ai, depuis, renouvelé le même vœu. C'est avec une profonde tristesse que je constate qu'il n'a pas été écouté, car la situation est aujourd'hui exactement ce qu'elle était il y a cinq ans, malgré la dure leçon qu'aurait dû donner la dernière épidémie (1).

Il me reste maintenant à démontrer que les écoles qui comptent le plus d'enfants non vaccinés étaient les plus fortement menacées si une épidémie venait à se déclarer.

C'est précisément cette démonstration que nous fournit l'épidémie de variole de 1877-1878.

Dans cette épidémie on verra, en effet, que les nationalités qui comptent le plus d'enfants non vaccinés sont celles qui ont fourni le plus grand nombre de victimes, et que la revaccination générale des enfants de tout un quartier a suffi pour étouffer, dans ce quartier, l'épidémie au moment de son apparition.

---

(1) En 1874, des ordres furent cependant donnés par le Maire pour que les formalités demandées par moi fussent remplies. Mais ces ordres ne furent pas exécutés.

DEUXIÈME PARTIE

Je résume le rapport que j'ai adressé à M. le Maire sur cette épidémie le 15 septembre 1878.

En mai 1877, l'hôpital militaire du Dey comptait quelques varioleux parmi ses malades. Bientôt plusieurs cas furent signalés aux environs de cet établissement, et, en quelques jours, il y avait autour du foyer primitif, c'est-à-dire : à la cité Bugeaud, à la Salpétrière, au lieu dit *la Consolation*, assez de cas pour éveiller l'attention de la Municipalité.

Celle-ci, sur l'avis des médecins attachés aux divers services de la commune, prescrivit la revaccination de *tous les enfants* fréquentant les établissements scolaires de ce quartier et engagea les parents à se faire également revacciner.

Cette opération fut pratiquée sur *presque tous* les enfants par le service de la vaccine de la Mairie. Je dis : *presque tous*, car on ne se fait pas une idée des préjugés qui règnent encore dans la population, même française, contre cette inoffensive opération et combien il fallut de patience aux docteurs chargés de ce service (1), pour remplir leur mission. Quelques parents profitèrent de l'occasion et se firent également revacciner.

---

(1) M. le docteur Trollard, chargé du service ;

    M. le docteur Rey, adjoint ;

    M. le docteur Boyer, conseiller municipal, qui avait bien voulu prêter son concours à ses confrères.

Malade à ce moment, il me fut impossible de suivre le résultat de la revaccination. Cependant tous les Maîtres et toutes les Maîtresses m'affirmèrent que *l'opération avait réussi*, pour me servir de leur expression. Je pus en effet constater un mois après qu'un grand nombre d'enfants présentaient des cicatrices de nouvelle formation.

A partir de ce moment, il ne fut plus question de variole au faubourg Bab-el-Oued.

Henri Gintrac, doyen de la faculté de Médecine de Bordeaux, mort l'année dernière, a publié, en 1856, un travail qui obtint une médaille d'or de l'Académie de Médecine, sur une épidémie de variole arrêtée dans sa marche, par des vaccinations et des revaccinations générales.

Je regrette de n'avoir pas pu me procurer ce Mémoire. J'aurais voulu relever les analogies et les différences qui peuvent exister entre ces deux épidémies; Gintrac ayant pratiqué la vaccination et la revaccination d'une manière générale, cette opération dans le cas présent n'ayant été pratiquée, presque exclusivement, que sur la population enfantine.

Quelques mois après, dans les premiers jours de novembre 1877, on signalait quelques cas de variole en ville. Bientôt l'épidémie prenait des proportions considérables. La haute ville, à cause de la misère de la population, surtout indigène qui l'habite, et par l'insalubrité de ses logements, était plus particulièrement éprouvée.

Plusieurs cas de variole grave s'étant déclarés dans l'école de la rue du Regard, les écoles réunies dans le même immeuble (garçons, filles et asiles) ainsi que l'école de filles et l'asile de la Casba, furent fermés, sur ma demande, à partir du 8 novembre. Elles furent ouvertes au déclin de l'épidémie, le 14 janvier 1878. L'asile Cohen Solal, situé impasse de la Révolution dans une vraie cave, fut également fermé jusqu'au mois de mai 1878.

Au début de l'épidémie les médecins attachés aux divers services de la Mairie, se réunirent sous la présidence de M. le docteur Feuillet, Maire d'Alger, afin d'aviser à ce qu'il y avait à faire.

Les diverses mesures d'hygiène ordinaire telles que désinfection, aération, évacuation des locaux et des maisons atteints, etc., etc., furent adoptées.

La question des vaccinations s'imposait fatalement. Elle fut écartée :

1° D'abord parce que le vaccin était rare (cette considération était secondaire et on aurait pu y parer);

2° Parce qu'une population de soixante mille âmes opposerait à cette mesure une résistance jugée insurmontable d'après celle que l'on avait rencontrée à la cité Bugeaud ;

3° D'ailleurs l'autorité municipale ne disposait d'aucun moyen légal lui permettant d'imposer une pareille prescription ; on ne pouvait que donner aux parents le conseil de faire revacciner leurs enfants.

Je proposai alors d'appuyer cette recommandation par une mesure plus énergique consistant à refuser l'entrée de toutes les écoles de la commune aux enfants non revaccinés.

Cet avis fut repoussé comme n'étant qu'une manière détournée d'imposer aux parents une obligation qui n'existait pas dans la loi et comme portant atteinte à la liberté individuelle.

Je persiste à croire cependant que si cette dernière mesure avait été prise, les parents se seraient soumis et on aurait sûrement obtenu d'autres résultats que ceux que je vais constater tout à l'heure.

Il me faut aussi, avant de produire des chiffres, dire un mot des locaux qui abritent les 5,500 enfants qui fréquentent les écoles et les asiles de la commune d'Alger.

L'asile de la rue Mogador, l'école et l'asile de la rue du Divan exceptés, on peut affirmer que tous les autres immeubles ne présentent aucune des conditions hygiéniques que doivent remplir les établissements scolaires ; quelques-uns d'entre eux, peut-être le plus grand nombre, sont dans des conditions absolument déplorables.

Il est juste d'ajouter qu'aucun de ces immeubles n'a été construit dans ce but spécial. Ce sont des maisons ordinaires qui ont été louées et appropriées, plus ou moins, à leur nouvelle destination.

Aussi n'ont-ils ni jardins, ni préaux, ni cours. Ils sont peu aérés, mal éclairés, trop exigus pour le nombre d'enfants qu'ils contiennent. Quelques-uns d'entre eux, situés dans de vastes maisons qui logent d'autres locataires, ont les tuyaux de descente de tous les cabinets de la maison, qui traversent, sans revêtement, les classes dont on peut dès lors se représenter la pureté de l'atmosphère.

Si quelque chose peut surprendre, c'est que lorsqu'une épidémie frappe la population d'Alger, elle ne fasse pas un plus grand nombre de victimes parmi les enfants, tant les prescriptions les plus élémentaires de l'hygiène sont négligées. On verra du reste tout à l'heure que ce chiffre est déjà bien assez élevé dans l'épidémie de variole de 1877-1878.

Je n'insiste pas davantage sur cette question des immeubles qui servent aux établissements scolaires, car il y aurait trop à dire, et ce n'est pas ici le lieu.

Je ne puis cependant me dispenser de signaler l'immeuble situé rue de Bône, dans lequel sont installés, au premier étage, les écoles de filles et de garçons et un asile.

Ces trois établissements encadrent un fondouck fort mal tenu, fréquenté par des Arabes et qui exhale des odeurs ammoniacales qui rendent, surtout en été, l'atmosphère de ces écoles irrespirable.

Cependant cette maison, complétement isolée lorsqu'elle fut louée, par conséquent largement baignée par le soleil et balayée par le vent, ne présentait pas de plus mauvaises conditions hygiéniques que les autres.

Depuis quelques années, tout ce quartier s'est couvert de constructions et, par un oubli inexcusable des plus simples notions de l'hygiène, c'est à peine si une ruelle de deux mètres de large a été ménagée dans tout ce pâté de maisons de cinq étages qui occupe presque un hectare de superficie.

Aussi, en consultant les tableaux suivants, peut-on constater que l'épidémie de variole de 1877-1878 a cruellement éprouvé ces trois établissements.

De plus, fait important à noter, alors que depuis plus de trois mois il n'y avait plus un seul cas de variole en ville, en mai 1878, une maison, voisine des écoles dont je parle, était le foyer d'une deuxième épidémie qui atteignait presque tous les locataires de cette maison, au nombre de plus de trente, et faisait plusieurs victimes. En même temps, un maître-adjoint de l'école de garçons était également frappé par cette deuxième épidémie et succombait quelques mois après.

Quoi qu'il en soit, dans les premiers jours du mois de mars 1878, alors que l'épidémie avait *à peu près* disparue, je fis le relevé de tous les cas qui avaient pu être PARFAITEMENT CONSTATÉS, aussi bien dans les asiles que dans les écoles de garçons et de filles.

C'est ce travail que j'ai condensé dans les tableaux suivants, qui répondent à ceux de la première partie de manière à en faciliter la comparaison et à justifier les conclusions que je crois pouvoir légitimement tirer de cette étude.

Tableau nº 5.

Épidémie de variole de 1877-1878. — ÉCOLES DE GARÇONS

NOM DES ÉCOLES	GUÉRISONS									OBSERVATIONS	DÉCÈS						MOYENNE DES ENFANTS PRÉSENTS	OBSERVATIONS
	FRANÇAIS	ESPAGNOLS	ITALIENS	MALTAIS	ISRAÉLITES	ARABES	SUISSES	MAÎTRES	TOTAUX		FRANÇAIS	ESPAGNOLS	ISRAÉLITES	MAÎTRES	ARABES	TOTAUX		
Rue du Palmier......	1	»	»	»	»	»	»	»	1	Renseignements incomplets	»	»	»	»	»	»	117	Renseignements incomplets
— Mogador........	12	1	»	»	1	»	1	»	15		»	»	»	»	»	»	183	
— de Bône........	4	»	»	1	»	»	»	»	5		»	»	1	»	»	1	100	
Place Randon........	12	1	»	»	2	»	»	»	15		1	»	»	1	»	2	215	
Imp^sse de la Révolution	5	8	1	4	3	1	»	»	22		»	»	»	»	»	»	132	
Rue Tourville........	»	3	1	1	»	»	»	»	5	Renseignements incomplets	»	»	»	»	»	»	240	Renseignements incomplets
— Boutin.........	»	»	»	»	10	»	»	»	10		»	»	»	»	»	»	178	
— de l'Intendance..	15	»	»	»	»	»	»	»	15	Renseignements incomplets	»	»	»	»	»	»	342	Renseignements incomplets
Sourds-muets	»	»	»	»	»	»	»	»	»		»	»	»	»	»	»	10	
Impasse Philippe	9	3	2	»	1	»	»	2	17		4	»	»	»	»	4	161	
Cité Bugeaud........	»	»	»	»	»	»	»	»	»		»	»	»	»	»	»	168	
Rue de la Casba.....	»	2	»	»	»	»	»	»	2		»	1	»	»	»	1	40	
— Rue Bleue......	»	»	»	»	14	»	»	»	14		»	»	»	»	»	»	181	
École arabe-française.	»	»	»	»	»	9	»	»	9		»	»	»	»	3	3	59	
TOTAUX.. ..	58	18	4	6	31	10	1	2	130		5	1	1	1	3	11		

Tableau n° 6.

Épidémie de variole de 1877-1878. — Écoles de Filles

NOM DES ÉCOLES	GUÉRISONS									MOYENNE DES ENFANTS PRÉSENTS	OBSERVATIONS	DÉCÈS				OBSERVATIONS
	FRANÇAIS	ESPAGNOLS	ITALIENS	MALTAIS	ISRAÉLITES	ARABES	SUISSES	ADJOINTES	TOTAUX			FRANÇAIS	ESPAGNOLS	MALTAIS	TOTAUX	
Rue du Palmier.......	5	»	»	»	1	»	»	»	6	81	Renseignements incomplets.	»	»	»	»	Renseignements incomplets.
— d'Isly	1	»	»	»	»	»	»	»	1	119	Id.	»	»	»	»	Id.
— de Bône........	4	»	»	»	4	»	2	»	10	110		»	»	»	»	
Place Randon........	»	»	»	»	11	»	»	»	11	154		»	»	»	»	
Rue du Divan........	9	20	6	7	1	»	»	»	43	393		»	»	4	4	
— Charles-Quint ...	7	8	1	1	2	»	»	»	19	265	Renseignements incomplets.	»	»	»	»	Renseignements incomplets.
Impasse Navarin......	6	6	2	»	5	»	»	»	19	195		1	1	»	2	
Salpétrière	»	»	»	»	»	»	»	»	»	163		»	»	»	»	
Cité Bugeaud	»	»	»	»	»	»	»	»	»	42	Renseignements incomplets.	»	»	»	»	Renseignements incomplets.
Casba..............	1	»	»	»	1	»	»	»	2	68		»	»	»	»	
Rue du Regard.......	5	»	2	1	10	»	»	1	19	76		»	»	»	»	
Totaux.....	38	34	11	9	35	»	2	1	130			1	1	4	6	

Épidémie de variole de 1877-1878. — ASILES

NOM DES ASILES	ENFANTS ATTEINTS ET GUÉRIS												ADJOINTES	TOTAUX		MOYENNE DES ENFANTS PRÉSENTS	OBSERVATIONS
	FRAN-ÇAIS		ESPA-GNOLS		ITA-LIENS		MALTAIS		ISRAÉLI-TES		ARABES						
	Garçons	Filles	Garçons	Filles	Garçons	Filles	Garçons	Filles	Garçons	Filles	Garçons	Filles		Garçons	Filles		
Rue du Palmier	3	2	1	»	»	»	1	»	»	»	»	»	1	5	3	95	Renseignements incomplets.
— Mogador	»	»	»	»	»	»	»	»	»	»	»	»	»	»	»	170	Renseignements insuffisants.
— Bocchus	1	2	»	1	»	1	»	»	2	6	»	»	»	3	10	82	Renseignements incomplets.
— de Bône	»	1	»	1	»	»	»	»	»	4	»	»	»	»	6	77	Id. id.
— du Divan	3	1	2	2	»	2	2	2	»	3	»	2	»	7	12	313	
— du Regard	2	»	»	1	»	1	»	»	1	9	1	»	»	4	11	54	
— Socgemah	»	2	»	2	»	»	»	»	»	1	»	»	»	»	5	181	Renseig<ments> très-incomplets.
— Charles-Quint	1	3	1	»	»	»	»	»	»	»	»	»	»	2	3	140	Id. id.
— Casba	»	4	»	1	»	»	»	»	»	»	»	»	»	»	2	63	Renseig<ments> presque nuls.
De la Salpétrière	»	»	»	»	»	»	»	»	»	»	»	»	»	»	»	124	
De la Cité Bugeaud	»	»	»	»	»	»	»	»	»	»	»	»	»	»	»	51	
TOTAUX	10	12	4	8	»	4	3	2	3	23	1	2	1	21	52		

Tableau n° 8.

Épidémie de variole de 1877-1878. — ASILES

NOM DES ASILES	FRAN-ÇAIS		ESPA-GNOLS		ITA-LIENS		MALTAIS		ARABES		ISRAÉLI-TES		TOTAUX		OBSERVATIONS
	Garçons	Filles	Garçons	Filles	Garçons	Filles	Garçons	Filles	Garçons	Filles	Garçons	Filles	Garçons	Filles	
Rue du Palmier	»	»	1	»	»	»	»	»	2	1	»	»	3	1	Renseignements incomplets.
— Mogador	»	»	»	»	»	»	»	»	»	»	»	»	»	»	Renseignements très-incomplets.
— Bocchus	1	1	»	»	»	»	»	»	»	»	»	»	1	1	Id. id
— de Bône	»	»	1	»	»	»	»	»	»	»	»	2	1	2	Id. id.
— du Divan	2	»	1	2	»	»	1	1	»	2	»	2	4	7	
— du Regard	»	»	1	»	»	»	»	»	»	»	»	»	1	»	
— Socgemah	1	»	1	1	»	»	»	»	»	»	»	1	2	2	Renseignements incomplets.
— Charles-Quint	»	»	»	»	»	»	»	»	»	»	»	»	»	»	Renseignements très-incomplets.
— Casba	»	»	»	»	»	»	»	»	»	»	»	»	»	»	Renseignements nuls.
Salpétrière	»	»	»	»	»	»	»	»	»	»	»	»	»	»	
Cité Bugeaud	»	»	»	»	»	»	»	»	»	»	»	»	»	»	
TOTAUX	4	1	5	3	»	»	1	1	2	3	»	5	12	13	

Tableau n° 9.

TOTAL GÉNÉRAL

	ASILES			ÉCOLES		
	GARÇONS	FILLES	TOTAUX	GARÇONS	FILLES	TOTAUX
Guérisons..........	21	52	73	130	130	260
Décès	12	13	25	11	6	17
Totaux......	33	65	98	144	136	277

Je dois faire observer tout d'abord, que ces tableaux ne donnent que le chiffre *des enfants dont la maladie a pu être constatée d'une* MANIÈRE CERTAINE, ce qui fait qu'ils sont au-dessous de la réalité dans une proportion que j'indiquerai tout à l'heure.

En effet, dans quelques établissements, les renseignements sont très-incomplets, dans d'autres ils sont complétement nuls.

Cela tient à plusieurs causes.

Loin de moi la pensée d'invoquer la mauvaise volonté des maîtres ou des maîtresses. Presque tous m'ont prêté, au contraire, le plus actif concours.

Peut-être, cependant, peut-on supposer que quelques-uns d'entre eux ont dissimulé ou atténué le chiffre de leurs enfants frappés pour ne pas jeter une certaine défaveur sur leurs maisons.

Ce qui a contribué surtout à empêcher d'obtenir le chiffre exact des enfants atteints, c'est le bruit plus ou moins fondé qui courut en ville dans les premiers jours de novembre, bruit qui attribuait à l'autorité supérieure l'intention de faire rechercher tous les varioleux pour les faire transporter, de force, à l'hôpital civil.

Aussi, lorsqu'on demandait aux parents la cause de l'absence de leurs enfants, ils répondaient presque tous que, pour les préserver de l'épidémie, ils les avaient envoyés à la campagne. Les Israélites, surtout, se signalaient par l'invariabilité de la réponse.

Or, cette raison n'était pas vraie, la plupart du temps, car, dans le courant de mai et de juin, alors que l'épidémie avait complétement cessé et que les établissements scolaires étaient fréquentés comme dans les temps ordinaires, j'ai constaté qu'un certain nombre d'enfants, qui avaient été signalés comme ayant fui l'épidémie, portaient des cicatrices incontestables de variole.

Enfin, pour mener tout à fait à bien une enquête pareille, il m'aurait fallu disposer d'un personnel spécial qui me manquait complétement.

Pour toutes ces raisons, je crois rester au-dessous de la réalité en disant que le chiffre des enfants atteints par la variole doit être d'un cinquième supérieur à celui qu'établit le relevé consigné dans les tableaux.

Ainsi, pour la petite population qui fréquente les écoles et les asiles de la commune d'Alger, nous avons eu, en ne tenant compte que des chiffres relevés d'une façon certaine, soit 375, un peu plus de 8 enfants atteints sur 100.

En ajoutant à ces 375 un cinquième (comme représentant la dissimulation), chiffre certainement trop atténué, nous avons 10 0/0 d'enfants atteints.

Enfin, en défalquant du chiffre total des enfants présents dans les écoles et les asiles les 480 enfants du faubourg Bab-el-Oued, préservés par la revaccination, ce qui nous permet d'atteindre la proportion presque absolument vraie, nous avons 11 0/0 d'enfants frappés.

C'est là un chiffre énorme, qui fait de l'épidémie de 1877-1878 une épidémie grave.

Ce qu'il y a de vraiment remarquable dans nos tableaux, c'est que toutes les écoles sont signalées comme frappées par l'épidémie, excepté celles de la cité Bugeaud et de la Salpétrière, quoique pendant toute la durée de l'épidémie, l'hôpital militaire du Dey, situé au milieu de ce quartier, ait toujours eu un certain nombre de varioleux parmi ses malades.

A quoi attribuer cette immunité, si ce n'est aux revaccinations pratiquées sur tous les enfants quelques mois auparavant?

Ainsi, et c'est là le fait à retenir, alors qu'en ville les enfants non revaccinés étaient frappés dans la proportion de 11 0/0, au faubourg Bab-el-Oued pas un enfant n'était atteint, quoique la population, composée surtout d'Espagnols et d'Israélites, y soit assez misérable et vive dans de déplorables conditions hygiéniques.

Cependant, pour être tout à fait complet, je dois ajouter que, dans le courant d'avril 1878, c'est-à-dire un an environ après la revaccination générale des enfants de ce quartier, la variole frappait trois jeunes Espagnoles de l'école des sœurs de la Salpêtrière et toutes trois succombaient.

L'une, habitant le quartier depuis longtemps, n'était ni vaccinée, ni revaccinée, par conséquent. L'autre, venant de la Casbah (quartier qui était le plus fortement éprouvé par l'épidémie), n'habitait le faubourg que depuis un mois et n'avait pas été revaccinée, peut-être même n'avait-elle pas été vaccinée. Enfin, la troisième avait été revaccinée l'année précédente.

Ce dernier fait ne saurait être invoqué contre l'efficacité de la revaccination. Il démontre tout simplement que l'épidémie régnait aussi bien dans ce quartier que dans la ville même, ce qui rend bien plus frappant encore le fait de l'immunité dont ont joui tous ces enfants; tout au plus pourrait-il appuyer d'un fait de plus cet axiome qu'en prophylaxie pas plus qu'en thérapeutique, il n'y a de moyen ABSOLUMENT efficace.

Il s'agit maintenant d'interpréter les chiffres que nous donne le tableau des enfants non vaccinés, par nationalités et par sexes, en 1874 (tableau nº 4), et le tableau suivant, qui contient, également par nationalités et par sexes, les enfants atteints par la variole de 1877-1878.

Tableau n° 10.

Épidémie de variole de 1877-1878

ENFANTS ATTEINTS DE LA VARIOLE PAR NATIONALITÉS ET PAR SEXES

FRANÇAIS				ESPAGNOLS				ITALIENS				MALTAIS				ISRAÉLITES				ARABES				SUISSES			
GUÉRIS		DÉCÉDÉS		GUÉRIS		DÉCÉDÉS		GUÉRIS		DÉCÉDÉS		GUÉRIS		DÉCÉDÉS		GUÉRIS		DÉCÉDÉS		GUÉRIS		DÉCÉDÉS		GUÉRIS		DÉCÉDÉS	
Garçons	Filles	Garçons	Filles	Garçons	Filles	Garçons	Filles	Garçons	Filles	Garçons	Filles	Garçons	Filles	Garçons	Filles	Garçons	Filles	Garçons	Filles	Garçons	Filles	Garçons	Filles	Garçons	Filles	Garçons	Filles
68	50	9	2	22	42	6	4	4	15	»	»	9	11	2	5	34	58	1	5	11	2	5	3	1	2	»	»

Pour les Français qui comptent 70 0/0 (non compris les Israélites) dans la population des écoles, nous trouvons seulement 50 enfants non vaccinés et 129 frappés par la variole. N'est-ce pas là un fait qui témoigne hautement en faveur de la revaccination ?

On remarquera du reste, que la proportion des décès est la plus faible (Israélites exceptés), ce qui démontre que si l'action préservatrice de la vaccine était épuisée chez un certain nombre d'enfants ; elle a cependant atténué la gravité de la maladie.

Les Espagnols qui fournissent un contingent de 8 0/0 environ, a presque autant d'enfants atteints de la variole que de non vaccinés.

Il y a lieu de faire ressortir à cet égard la gravité avec laquelle l'épidémie les frappe, puisqu'il y a 1 décès sur 7 enfants frappés, alors qu'il n'y en a que 1 sur 13 chez les Français.

Les Italiens qui ne comptent que pour le chiffre de 2 0/0 dans la population totale des écoles donne aussi un chiffre égal d'enfants non vaccinés et d'enfants atteints.

Seulement ils n'ont pas de décès. A quoi attribuer cette bénignité de la maladie chez eux ? Je ne peux l'expliquer que par l'insuffisance de mes renseignements. Je ne serais pas surpris, en effet, que les décès qui ont dû être en petit nombre, aient été dissimulés aux directeurs et directrices au moment où je faisais mon enquête.

Il en est de même pour les Israélites qui, pour le chiffre de 17 0/0 d'enfants fréquetant les écoles et avec le même nombre, à peu près, de non vaccinés que d'enfants atteints par la variole, ne présentent que peu de décès, 6 sur 98 ; la même proportion que les Français.

Mais ici je suis certain que mes renseignements sont incomplets, d'abord parce qu'il faut tenir compte de la fermeture, pendant deux mois, d'une école et d'un asile qui ne sont fréquentés que par des Israélites, et, ensuite, parce que des renseignements recueillis, en mai et en juin, m'ont appris des décès dont il m'a été impossible d'avoir le chiffre exact.

Les Maltais, qui fournissent 2 0/0 seulement à la population des écoles, donnent les chiffres de 8 enfants non vaccinés et de 27 frappés par la variole. Cet écart, qui plaide encore en faveur de la revaccination, est assez considérable, parce que l'hygiène la plus élémentaire n'existe pas pour eux et fournit une proie facile à toutes les épidémies.

Les Arabes, qui ne sont qu'une centaine sur 5,500 enfants, donnent la plus formidable proportion, 32 non vaccinés, 21 d'atteints et plus de 60 0/0 de décès ! !

Enfin, les étrangers qui, dans la statistique des écoles ne comptent que pour 1 0/0, donnent 5 non vaccinés et 3 atteints, ce qui rentre dans la proportion normale.

Après avoir ainsi placé sous les yeux du lecteur toutes les pièces justificatives qui précèdent, je crois pouvoir établir comme expérimentalement démontrées les proportions suivantes :

1º Les diverses nationalités auxquelles appartient la population des écoles de la commune d'Alger ont fourni à l'épidémie variolique de 1877-1878 un nombre de cas proportionnel à leur chiffre de non vaccinés;

2º Le nombre de décès parmi les enfants frappés a été également proportionnel au chiffre de non vaccinés toujours par nationalités;

3º Tous les enfants revaccinés ont été indemnes.

Je ne sais si je m'illusionne, mais il me semble que les conclusions suivantes s'imposent avec la dernière rigueur, aux méditations des autorités compétentes :

1º Aucun enfant ne sera reçu dans les ASILES (les enfants sont reçus dans les asiles de 2 à 6 ans, dans les écoles de 6 à 13) s'il ne présente un certificat de vaccine signé par le médecin ou par la sage-femme qui aura pratiqué la vaccination;

2º Aucun enfant ne sera reçu dans les ÉCOLES s'il n'a été REVACCINÉ.

ALGER. — TYPOGRAPHIE ADOLPHE JOURDAN.